Petra Neumayer

Rutenkurs

Praktische Anleitung zum energetischen
Testen mit der Einhandrute

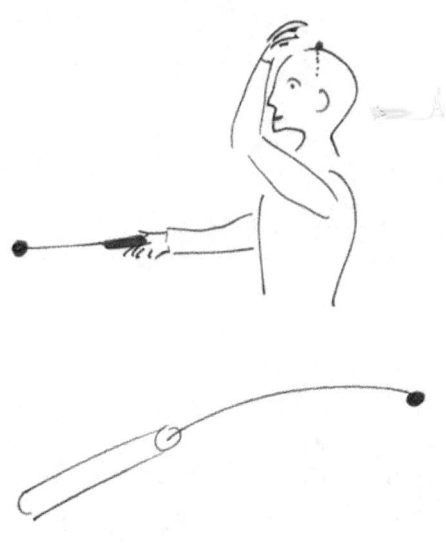

Seminarbegleitendes Skript und Selbstlernkurs

Skripthaus Verlag

Impressum

Hinweis für die Leser:

Dieses Buch dient der Selbsthilfe. Die Autorin beabsichtigt nicht, Diagnosen zu stellen oder Empfehlungen zu Therapien zu geben. Die Autorin kann keine Haftung für evtl. Schäden oder Nachteile übernehmen, die sich aus der praktischen Umsetzung der in diesem Buch beschriebenen Methoden und Anwendungen ergeben. Bitte respektieren Sie die Grenzen der Selbstbehandlung und unterziehen Sie sich bei körperlichen oder psychischen Gesundheitsproblemen einer professionellen medizinischen Behandlung.

Petra Neumayer
Rutenkurs
Seminarbegleitendes Skript und Selbstlernkurs

®Skripthaus Verlag, München
Umschlaggestaltung und Layout: Petra Neumayer
Abbildungen/Skizzen: Petra Neumayer
Druck: Createspace
1. Auflage Februar 2014
ISBN 978-1494934286

Inhalt

Vorwort

Aufgrund vieler Einführungskurse und Seminare, die ich zu dem Themenumfeld *Heilen mit Symbolen, Neue Homöopathie* und *Medizin zum Aufmalen* in den letzten Jahren im In- und Ausland gehalten habe, wurde es notwendig, ein seminarbegleitendes Skript zu erstellen. Und aus diesem Skript ist dieser erweiterte Ratgeber entstanden, sodass jeder, auch derjenige der keinen Kurs besucht hat, Zugang zu diesem universellen Wissen erhält.

Mein Anliegen ist es, durch die praktischen Anleitungen, Tipps und Ideen so vielen Menschen wie möglich den Umgang mit der Einhandrute nahe zu bringen. Wie Verbandszeug, Erste Hilfe Mittel und Homöopathische Arzneien, so gehört für mich auch die Einhandrute in jeden Haushalt! Denn mit Hilfe dieses universellen „Zauberstabs der Neuzeit" sind wir in der Lage, jederzeit die richtige Entscheidung zu treffen.

Der Umgang mit dem Tensor stellt für mich die sichtbar gewordene Intuition dar. Und wie der Name Selbsthilfe schon sagt, in uns liegen bereits alle Antworten begründet – die wahre Hilfe finden wir in unserem Selbst.

Herzlichst, Petra Neumayer
Februar 2014

Einleitung

Neben dem Umgang mit der Einhandrute gibt es viele weitere sensitive Testverfahren, die auf den ersten Blick praktischer erscheinen, wie das Testen mit dem Tensor. Aus der Kinesiologie kommen Muskeltests, die Bildung von zwei Ringen mit Daumen und Mittelfinger oder etwa das Körperpendel. Wir kennen den Armlängentest, Pendeln und vieles mehr.

Allen Methoden ist gemeinsam, dass sie zwar praktisch und überall durchführbar sind, jedoch beschränken sich die Aussagen meist auf nur zwei Möglichkeiten:

auf *Ja/Nein* bzw. *verträglich/unverträglich*.

Die Arbeit mit der Einhandrute schenkt uns darüber hinaus die Möglichkeit einer erweiterten Testung, dank des Systems des Vektorenkreises. Dieser energetische Kreis besteht aus neun verschiedene Aussagemöglichkeiten, aufgrund der neun möglichen Figuren, die der Tensor anzeigen kann.

Wir erhalten Kenntnis über wichtige Graduierungen z.B. wie verträglich oder unverträglich etwas für unseren Organismus ist, ob die Selbstheilungskräfte für Heilung ausreichen, oder ob ein Impuls von außen notwendig ist. So bereichert uns der Vektorenkreis mit weiteren wichtigen Aussagen.

Wer noch mehr als die Ja/Nein-Methode erlernen möchte, kann im dritten Teil des Buches *„Erweiterung: der Vektorenkreis"* erste Einblicke dazu erhalten.

Welche Einhandrute ist die beste?

Diese Frage taucht immer wieder in meinen Kursen auf, und die Erfahrung zeigt: Das ist ganz individuell! Am besten ist, wenn man Gelegenheit hat, verschiedene Einhandruten selbst auszuprobieren. Grundsätzlich ist es möglich, mit jeder Art von Tensor nach der in diesem Buch beschriebenen Methode zu arbeiten. Dabei kann man ruhig seinen Vorlieben nach Holz, Metall, Kunststoff, Edelsteinen o.Ä. nachgehen. Ich bevorzuge die ganz einfache Kunststoffrute, weil sich bei dem abgebildeten Modell die Länge des Stabes individuell auf die Stärke des Rutenausschlages einstellen lässt.

Über die Radiästhesie

Unter Radiästhesie versteht man die Lehre von Schwingungseinwirkungen auf den Organismus. Das Wort leitet sich aus dem Lateinischen *radius, der Strahl* und dem Griechischen *aisthesis, Sinneswahrnehmung/Empfindsamkeit*, ab. Geprägt wurde dieser Begriff von dem französischen Priester Abbé Boule, der 1931 das erste Buch über die Radiästhesie veröffentlichte. Doch bereits Mitte des 19. Jahrhunderts nutzte der Neurologe und Universitätsprofessor Moritz Benedikt Wünschelruten zum Auffinden pathogener (krankmachender) Orte.

Paris avancierte im letzten Jahrhundert zu einer Art Mekka der Radiästhesie, und der Franzose André Bovis setzte Mitte des letzten Jahrhunderts einen Maßstab bei der Messung von Lebensenergie z.B. von Nahrungsmitteln mit den nach ihn benannten und auch heute noch gebräuchlichen „Bovis Einheiten".

Dem Wiener Elektrotechniker Erich Körbler gelang es Ende des letzten Jahrhunderts eine Brücke zu schlagen zwischen Radiästhesie, moderner Quantenphysik und traditioneller Chinesischer Medizin. Er nannte seine Methode „Neue Homöopathie"; der Tensor spielt hierbei eine wichtige Rolle sowohl in Diagnose als auch in der Therapie. Heutzutage arbeiten viele Therapeuten und Ärzte nach dem System der Neuen Homöopathie. Aber auch viele Tierheilpraktiker und Landwirte nutzen diese Techniken zum Wohle von Tier und Landwirtschaft.

Über die Neue Homöopathie

In der Neuen Homöopathie werden Gesundheits-
störungen und Unverträglichkeiten und deren
jeweiliger Schweregrad mithilfe der Einhandrute
ausgetestet. Entsprechend dem Rutenausschlag
kommen heilende Symbole/Strichcodes zum
Einsatz, um bestehende Blockaden im Energie-
system eines lebenden Organismus aufzulösen.

Ein komplexes Heilsystem

Die Neue Homöopathie ist ein
komplexes Heilsystem zur
Selbsthilfe und Therapie. Wer die
Neue Homöopathie erlernen
möchte, benötigt zu Anfang
immer einen Rutengrundlagen-
kurs wie er in diesem Buch
beschrieben wird.
Aber auch wer nicht tiefer in
dieses System einsteigen möchte,
profitiert von dem hier beschriebenen Selbstlernkurs.
Im Anhang finden Sie viele
Buchempfehlungen, wenn Sie
mehr über die Neue Homöo-
pathie oder die heilende Kraft
von Symbolen erfahren möchten.

So funktioniert die Einhandrute

Ganz leise spricht ein Gott
in unsrer Brust,
ganz leise,
ganz vernehmlich,
zeigt uns an,
was zu ergreifen ist
und was zu fliehn."
Johann Wolfgang von Goethe

Wie auch bei den sensitiven Testverfahren aus der Kinesiologie ist die Weisheit unseres Körpers die Ausgangsbasis.
Wer über eine gute Intuition verfügt, spürt auch in seinem Bauchgefühl, welche Entscheidungen die richtigen sind. Noch einfacher ist es mit dem Tensor, denn der Rutenausschlag macht unsere sensitive Wahrnehmung sichtbar.

Die Einhandrute erfährt auf eine Frage einen Bewegungsimpuls durch unsere Muskeln. Diese werden nicht nur von dem willkürlichen, sondern auch von unserem unwillkürlichen, dem vegetativen Nervensystem gesteuert. Es reagiert autonom und weitaus schneller als wir denken können, damit in Stress- und Gefahrensituationen sofort überlebenswichtige Maßnahmen getroffen werden können.

Vertrauen Sie der Intelligenz Ihres Körpers, er weiß genau, was Ihnen gut tut oder was Ihnen schadet!

Wer schon Erfahrungen im Umgang mit der Einhandrute gesammelt hat, wird daher auch häufig feststellen, dass sich ein Impuls aus dem Körper (die Antwort) bereits am Rutenausschlag zeigt, noch bevor man die Frage vollständig gedanklich ausformuliert hat.

Vertrauen Sie sich bei der Arbeit mit dem Tensor also ganz Ihrer eigenen Körperintelligenz an.

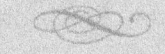

Kann jeder den Umgang mit der Einhandrute erlernen?

Ja! Erich Körbler stellte fest, dass man weder besonders sensitiv, rutenfühlig oder ähnliches sein müsse, um mit dem Tensor zu arbeiten.

Auch ich habe diese Erfahrungen in meinen Seminaren gemacht.

Nur bei massivsten Störungen von Meridianen (durch große Narben oder viele Körperpiercings) kam es zu verschiedenen Irritationen bei den Testungen.

Und wie bei allen Disziplinen gilt natürlich: Erst die Übung macht den Meister!

Das sollten Sie beachten

Grifftechniken:
Die Einhandrute ganz locker in der Hand halten.
Den Oberarm nicht verkrampft an den Körper
pressen. Wenn die Muskulatur verkrampft, kann
das die Testungen negativ beeinflussen.
Den Tensor parallel zum Boden halten, oder eher
nach unten zeigend, nicht steil nach oben weisend.

Im Stehen testen:
Stehen Sie locker, die Beine etwa schulterbreit
auseinander.

Im Sitzen testen:
Nicht die Beine oder Arme überkreuzen. Nicht auf
einem Bürostuhl mit Gasfeder sitzen.

Handy, Brille, Schmuck & Co.:
Könnten störend wirken, am besten vor jeder
Testung weglegen.

In die Absichtslosigkeit kommen:
Wichtig ist, dass wir beim Testen in einen Zustand
der Absichtslosigkeit gelangen, damit die Antworten nicht von unserem Verstand kommen, sondern
vom unwillkürlichen Nervensystem gesteuert
werden. Stimmen Sie sich vor der Arbeit mit dem
Tensor daher mental darauf ein, denn es ist sehr
wichtig, dass Sie absichtslos testen, also am
besten kommen Sie in einen Zustand von:
„Ich weiß, dass ich nichts weiß".

Denn wir wollen so objektiv wie möglich das testen, was sich wirklich und wahrhaftig zeigt.

Jeder Organismus reagiert individuell: Der eine ist sensibler, ein anderer eine Rossnatur. Was der eine verträgt, verträgt ein anderer vielleicht nicht.

Für den Zustand der Absichtslosigkeit versetzen Sie sich vor jeder Testung in einen Moment der Stille. Oder stellen Sie sich vor, dass Sie vor der heilerischen Arbeit ein rotes Lämpchen anknipsen und danach wieder ausschalten. Oder öffnen Sie in Gedanken eine Tür, und schließen Sie sie zu, wenn Sie mit den Testungen fertig sind.

Ist die Stärke meines Ausschlags wichtig?

Nein! Diese Frage beschäftigt immer viele Teilnehmer in meinen Kursen, wenn sie anfangs nur einen ganz leichten Rutenausschlag sehen.

Es kommt überhaupt nicht auf die Stärke des Rutenausschlages an, sondern einzig allein darauf, dass Sie die Antworten ablesen können, also dass Ihre sensitive Wahrnehmung für Sie erkennbar ist.

Was bedeutet eigentlich verträglich/ unverträglich?

Alles, was existiert, schwingt und ist miteinander verbunden. Unser Biosystem reagiert auf alle Schwingungen, die von außen auf uns einwirken. Und auch wir schwingen und senden damit feinstoffliche Informationen aus.
Wir reagieren nicht nur auf das, was wir essen, auf Medikamente, Elektrosmog oder Wasseradern, sondern z.B. auch auf den orangefarbenen Vorhang, den wir beim Besuch unserer Oma sehen.

Wenn wir mit einer Schwingung in Resonanz gehen, hat unser Organismus nur zwei Möglichkeiten darauf zu reagieren:

verträglich oder unverträglich.

Das bedeutet: Entweder ist die auf uns eintreffende Information für unser System *aufbauend oder abbauend*.

Bei einer Schwingung spielen Amplitude (Höhe des Ausschlags und Frequenz (Wellenlänge) eine Rolle. Liegen zwei Wellen auf der gleichen Wellenlänge, ist dies mit *ja/verträglich* gleichbedeutend.
Ist dabei die Amplitude einer Schwingung höher bedeutet dies darüber hinaus, dass dieses Testobjekt, z.B. eine Bachblüte oder ein Baum, unsere Eigenschwingung stärken kann.

Liegen zwei Schwingungen nicht auf derselben Frequenz – man befindet sich umgangssprachlich „nicht auf der gleichen Wellenlänge", sondern sind die Schwingungen verschoben, so bedeutet dies:

nein/unverträglich

Eine Unverträglichkeit die wir mit der Einhandrute testen, könnte man sich so vorstellen: Zwei Schwingungen liegen nicht auf gleicher Frequenz, sondern sind um 180 Grad verschoben.

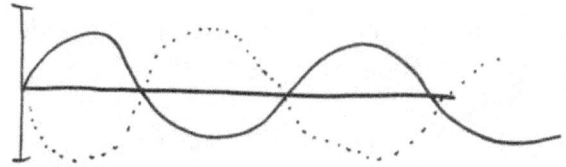

In der Neuen Homöopathie ist alles individuell – sogar der Rutenausschlag.

Bei dieser Methode wird für die *Ja/Nein*-Bewegung, bzw. *verträglich/unverträglich* die Richtung des Ausschlags nicht vorgegeben, sondern Sie müssen sich mit dem Tensor individuell darauf eichen.

Persönliche Eichung

Suchen Sie sich für die persönliche Eichung einen geeigneten Ort. Sie sollten stehen und es sollte genug Raum um Sie herum sein, dass Sie ausreichend Bewegungsfreiheit für den Rutenausschlag haben. Sie können sich dafür auch einen schönen Platz in der Natur suchen.
Führen Sie die persönliche Eichung nur durch, wenn Sie sich gut und ausgeruht fühlen.

Die persönliche Eichung in vier Schritten:

Schritt 1:
Stellen Sie sich zunächst geistig vor, dass der Rutenausschlag bei der Eichung entweder senkrecht oder waagrecht ist.

senkrecht=vertikal: auf und ab

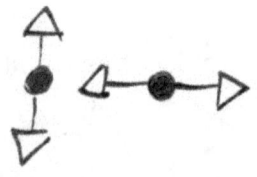

oder

waagrecht=horizontal: hin und her

Schritt 2:

Nehmen Sie die Einhandrute in die rechte Hand (Linkshänder in die linke) und halten Sie sie locker und entspannt etwa in Hüfthöhe.

Schritt 3:

Stellen Sie sich etwas Wunderschönes vor: Urlaub, Blumen, Liebe oder sagen Sie sich einfach *ja, ja ja...*

Beobachten Sie nun den Ausschlag der Rute. Das was sich nun als Erstes zeigt, ist Ihr Ja, Ihr positiver, verträglicher Ausschlag.

Zur Verdeutlichung könnten Sie sich auch fragen: „Heiße ich ...? Tut mir Entspannung gut?"

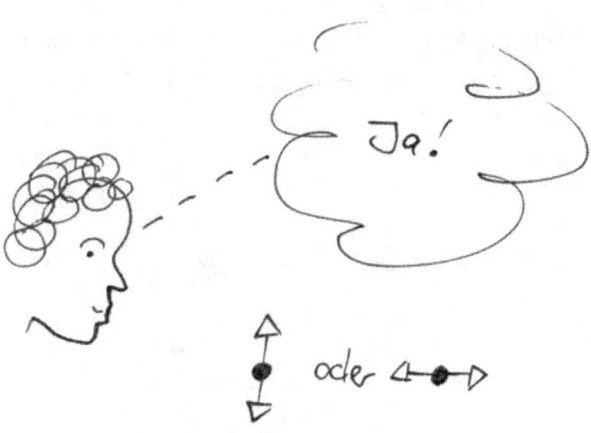

Schritt 4:

Denken Sie danach für einen Augenblick an etwas für Sie Unangenehmes und beobachten Sie jetzt den Rutenausschlag: War das Ja vorher horizontal, so muss die Rute jetzt vertikal ausschlagen und umgekehrt. Dies ist Ihr Nein, Ihr negativer, unverträglicher Ausschlag.

Zur Verdeutlichung könnten Sie sich auch fragen: „Heiße ich Hans? Ist weißer Zucker gut für mich?"

Gratulation!

Mit dieser einfachen Eichung haben Sie bereits die grundlegende Basis im Umgang mit der Einhandrute erreicht, Sie kennen jetzt Ihre individuelle Ja und Nein Bewegung Ihres Tensors.

Im Laufe dieses Skripts werden Sie sehen, dass sich allein mit den Ja-/Nein- Ausschlägen ein ganzes Universum an Testmöglichkeiten für Sie auftut!

Üben, üben, üben!

Das können Sie testen: Lebensmittel, Getränke, Kosmetika, Putzmittel, Zahnmaterialien, Baustoffe, Elektrosmog, geopathische Störzonen uvm.

Wichtige Vortests

Ich möchte Ihnen nun noch einige Vortests zeigen, die Sie anwenden können, bevor Sie mit der eigenen Arbeit beginnen. Sie sind sehr hilfreich, denn durch sie können Sie beurteilen, ob Sie momentan überhaupt „testfähig" sind. Denn es gibt einige Faktoren, die die Testfähigkeit negativ beeinflussen können.

Das bedeutet: Wenn Sie etwa momentan belastet sind durch Stress, Elektrosmog oder geopathische Störzonen, kann dies Ihre Testergebnisse verfälschen. Mit den einfachen Vortests können Sie dies ausschließen und sich im Falle einer Belastung sogar für rund 20 Minuten testfähig machen.

Schritt 1:
Rechte und linke Gehirnhälfte testen
Halten Sie die linke Hand (Linkshänder rechte Hand) in einigen Zentimetern Abstand über Ihre rechte Gehirnhälfte: Die Rute sollte jetzt positiv ausschlagen. Dann über die linke Gehirnhälfte: Die Rute sollte wieder positiv ausschlagen.
Falls die Rute über einer oder beiden Gehirnhälften negativ ausschlägt, sollten die beiden Gehirnhälften folgendermaßen verbunden werden:

Dazu mit dem Daumennagel symbolisch zwei parallele Striche in Scheitelhöhe über beide Gehirnhälften ziehen (von Ohr zu Ohr).

Dies macht Sie für die nächsten 20 Minuten testfähig. Testen Sie jetzt mit der Rute nach. Über beiden Gehirnhälften sollte jetzt ein positiver Ausschlag kommen.

Schritt 2:

<u>Psychische Momentansituation testen</u>

Wie bei Schritt 1 beschrieben jetzt mit der Einhandrute den Hinterkopf testen. Wenn Sie testfähig sind, zeigt sich ein positiver Ausschlag. Wenn ein negativer Ausschlag kommt, mit dem Daumennagel zwei Striche vom höchsten Punkt des Scheitels (Akupunkturpunkt LG 20 = Lenkergefäß 20) bis zum Ansatz des Nackens ziehen. Beim erneuten Nachtesten sollte die Rute einen positiven Ausschlag zeigen.

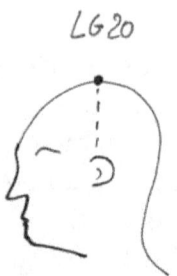

Natürlich sind unsere psychischen Belastungen dadurch nicht verschwunden. Wir sind lediglich für die nächsten 20 Minuten testfähig.

Schritt 3:

<u>Elektrosmog- und Erdstrahlenbelastung testen</u>
Deuten Sie nun mit dem Zeigefinger auf den
höchsten Punkt am Scheitel, dem LG 20.

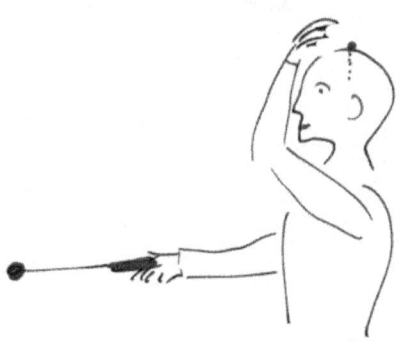

Wenn der Tensor eine Drehung zeigt, liegt eine
Elektrosmog-Belastung vor. Schauen Sie sich dann
einige Minuten das Elektrosmog-Zeichen an und
testen Sie erneut. Die Rute muss jetzt einen
positiven Ausschlag zeigen.

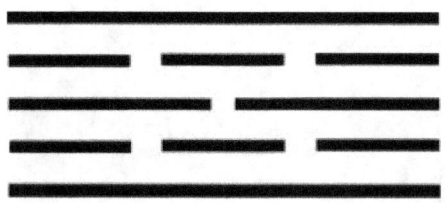

Wenn der Tensor negativ anzeigt, liegt eine geopathogene Belastung vor, also eine Störung durch Wasseradern, Kreuzungen oder sonstige Felder unter der Erde. Wechseln Sie in diesem Fall auf einen anderen Platz und prüfen mit der Rute erneut ab, ob Sie jetzt testfähig sind. Der Rutenausschlag sollte jetzt positiv sein.

Für sich selbst testen

Halten Sie das Testobjekt – ein Lebensmittel, ein Getränk, eine Bachblüte usw. in der offenen linken Hand und die Rute locker vor der rechten Hüfte. Stellen Sie innerlich die Frage, „wie ist dieser Apfel für mich?" und warten Sie den Rutenausschlag ab. Sie erhalten jetzt Ihren Ausschlag für *verträglich* oder *unverträglich*. Am Anfang gilt: Je näher Sie am Testobjekt dran sind, umso besser.

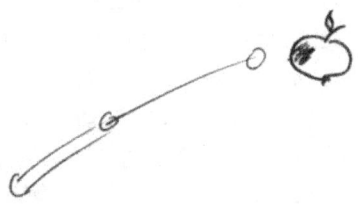

Wer schon viel geübt hat, kann das Testobjekt weiter weg legen, z.B. auf einen Tisch, und mit dem Zeigefinger darauf zeigen, ohne dabei den Testgegenstand zu berühren. Stellen Sie die gleiche Frage wie oben.
Wenn Sie das Testgut nicht hier haben, können Fortgeschrittene auch den Namen auf einen Zettel schreiben, z.B. Mango, und den Zettel anstelle des Testobjekts in der linken Hand halten und wie oben beschrieben testen.

Für einen anderen Menschen testen

Natürlich können wir auch für andere Menschen
Verträglichkeitstests durchführen. Dazu testen wir
zuvor wieder unsere eigene Testfähigkeit.
Geben Sie dann dem Klienten das Testgut in die
linke Hand, Sie stehen neben seiner rechten Seite.
Halten Sie Ihre linke Hand etwa 10 cm über seine
rechte Gehirnhemisphäre. In der rechten Hand
halten Sie locker die Einhandrute und beobachten
Sie den Ausschlag.
Ist das Testgut nicht an Ihrem Ort, dann verfahren
Sie so wie unter *„Für sich selbst testen"* beschrieben: Schreiben Sie den Namen des Testguts
auf einen Zettel und geben diesen in die linke Hand
des Klienten. Alternativ kann der Klient auch Worte
sprechen wie etwa „Apfel, Apfel, Apfel".
Wenn Ihr Klient sitzt, achten Sie darauf, dass er
beide Beine auf dem Boden stehen hat.
Bei einem Stillbaby testen Sie stellvertretend die
Mutter.

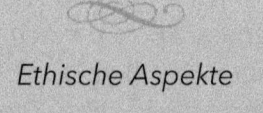

Ethische Aspekte

Wir testen natürlich nur
für Personen, die uns da-
rum bitten. Alles andere
sind Übergriffe, die die
ethischen Grenzen
überschreiten.

Entstören von Elektrosmog

In der Neuen Homöopathie wird hierfür das
Elektrosmogzeichen verwendet, das Sie bereits von
den Vortests kennen:

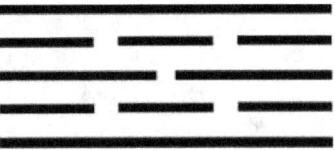

<u>Übung:</u>
Nehmen Sie Ihr Handy in die linke Hand, die Rute
in die rechte und testen Sie mit der Frage: „Wie ist
der Elekstrosmog?" Ist ein „unverträglich" der
korrespondierende Rutenausschlag, dann legen Sie
jetzt das Elektrosmogzeichen auf das Handy und
wiederholen Sie die Testung. Wenn dies das
optimale Zeichen ist, zeigt sich jetzt der Ausgleich,
der Rutenausschlag für „verträglich".
Bleibt der Rutenausschlag bei „unverträglich",
müssen Sie andere Zeichen auf die gleiche Art und
Weise ausprobieren wie hier
beschrieben.

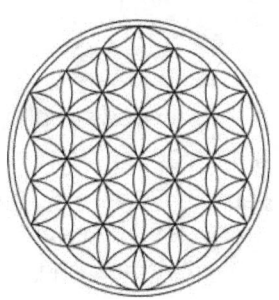

Es gibt weitere Heilzeichen,
die sich besonders gut zum
Entstören von Elektrosmog
eigenen wie zum Beispiel
das Symbol *Blume des
Lebens*.

Abschirmen von geopathischen Störzonen

Hier liegt die Betonung auf „Abschirmen". Wenn Sie z.B. in Ihrem Schlafzimmer von geopathischen Störzonen betroffen sind, ist die erste Wahl immer: das Bett umstellen. Nur wenn dies nicht möglich ist, sollten Sie zu Maßnahmen zum Abschirmen greifen. In der Neuen Homöopathie wird dazu das balkengleiche Kreuz verwendet:

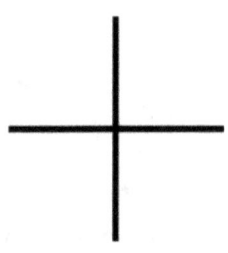

Um geopathische Störzonen aufzuspüren halten Sie Ihren linken Handteller etwa 50cm über den Boden und schlagen die Rute mit Ihrem Ja-Ausschlag an. Gehen Sie dann langsam das zu testende Zimmer ab. Wenn die Rute in die Nein-Bewegung um- schlägt, liegt hier eine Störzone vor. Legen Sie nun das balkengleiche Kreuz darüber und testen Sie nach ob jetzt der Ausgleich, die Ja-Bewegung kommt. Liegen schwerwiegende geopathische Störungen vor, etwa ein Curry-Netz, ein Hartmann- oder Benker-Gitter, dann reicht das balkengleiche Kreuz zum Abschirmen häufig nicht aus und die Rute zeigt keinen Ausgleich an.

Sie können es dann mit dem so genannten Jerusalemkreuz versuchen, das aus fünf balkengleichen Kreuzen besteht.

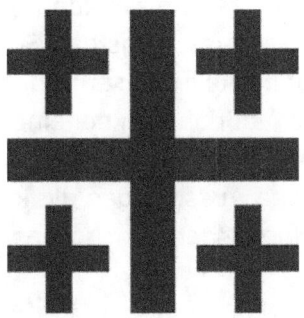

Wenn auch dies keinen Ausgleich bringt, testen Sie andere mögliche Heilsymbole oder suchen Sie Rat bei einem Experten für geopathogene Störzonen.

Erste Einblicke in den Vektorenkreis

Mit der Einhandrute sind neun verschiedene Ausschläge möglich, die Sie auf der gegenüberliegenden Seite außen rund um den Vektorenkreis abgebildet finden.
Mit Hilfe des Vektorenkreises kann man z.B. sofort anhand des Rutenausschlags den Schweregrad einer Unverträglichkeit ablesen; oder finden Sie heraus, welche Maßnahmen bei einer Beschwerde am allerbesten helfen und auf Grad 9 testen.
Zugleich sind den Ausschlägen die korrespondierenden Körbler'schen Strichcodes zugeordnet.

Die beiden wichtigsten Ausschläge, Ihr *Ja* und *Nein* haben Sie bereits gelernt. *Ja* finden Sie oben bei I-Strich, *Nein* unten bei 180 Grad bei IIIII-Strich bzw. dem Sinus-Zeichen.
In der rechten Hälfte drehen alle Kreisbewegungen rechts, in der linken nach links.
Sie eichen sich auf dieses System, indem Sie die gesamten Rutenbewegungen mehrmals im Uhrzeigersinn mit dem Tensor nachbilden.

Für die Anwendung der Heilzeichen zum Aufmalen oder für Wasserübertragungen empfehle ich Ihnen ein Seminar, da hier sehr viel praktisch geübt wird, oder die intensive Beschäftigung mit der Ratgeberbuchreihe Medizin zum Aufmalen.

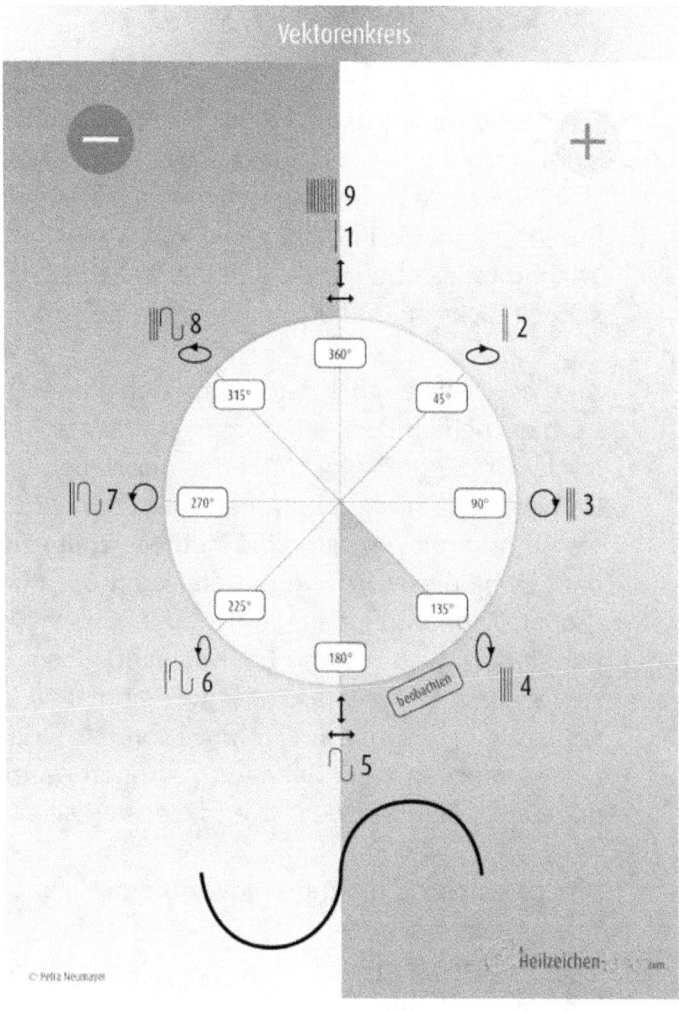

Zeigen sich Ausschläge ab Schweregrad Vektor 5 so bedeutet dies in der Neuen Homöopathie, dass Handlungsbedarf besteht: Der Organismus benötigt einen Heilimpuls von außen, um wieder in die Balance, auf Vektor 1 zu gelangen.

Nachwort

Ich danke Ihnen, dass Sie mir bis hierher gefolgt sind! Ich bin mir sicher, dass Sie es nicht bereuen werden, mit dem Tensor zur arbeiten, da er eine so große Selbsthilfe im Alltag ist.
Wichtig ist das Üben, denn damit stellen sich schnell Sicherheit und Erfolgserlebnisse ein!

An dieser Stelle möchte ich auch Herrn Erich Körbler meinen Dank aussprechen, dass er der Nachwelt die grandiose Methode der Neuen Homöopathie hinterlassen hat. Nicht nur, dass ich als Autorin und Dozentin die Methode weitertragen darf, Dank dieses Testverfahrens konnte ich bei großen Zahnproblemen die richtigen Entscheidungen für mich treffen. Ich will nicht sagen, dass sie lebensrettend waren, aber wer einmal an länger anhaltenden Zahnschmerzen gelitten hat – für die keine Ursachen beim Zahnarzt zu finden waren – der weiß, wie essenziell Hilfe in diesem Fall ist!

Und so wünsche ich Ihnen, dass Sie mit dem Tensor allzeit die bestmöglichen Antworten für sich und Ihre Liebsten für Gesundheit und Wohlergehen erhalten mögen!

Und natürlich freue ich mich, wenn ich den ein oder anderen Leser dieses Skripts auf einem meiner Vorträge oder Workshops begrüßen darf!

Herzlichst, Petra Neumayer

Wichtige Adressen

Autorenseite von Petra Neumayer,
aktuelle Seminare und Vorträge.
www.skripthaus.com

Autorenshop von Petra Neumayer; Bücher und
viele Produkte rund um Heilen mit Symbolen.
www.heilzeichen-shop.com

www.medizin-zum-aufmalen.com

www.heilenmitzahlen.de

www.russischeheilweisen.de

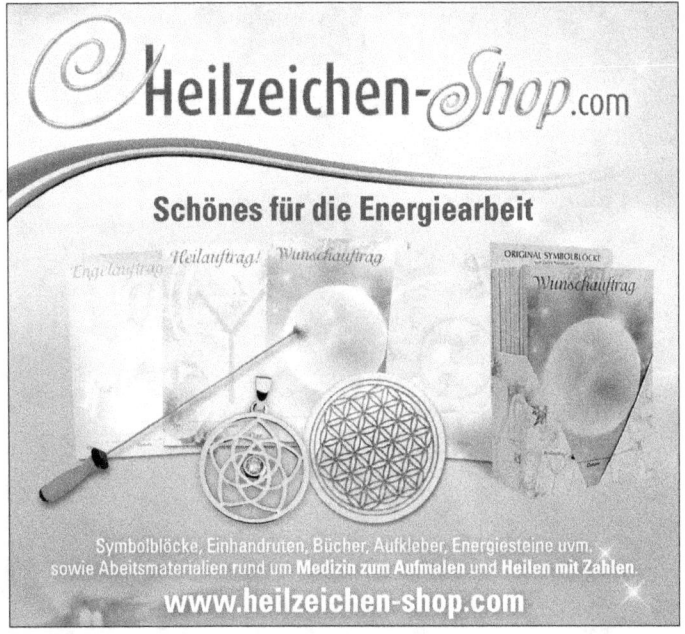

31

Buchempfehlungen zum Thema:

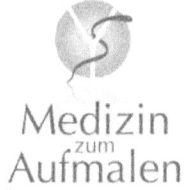

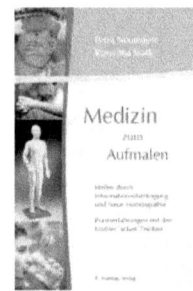

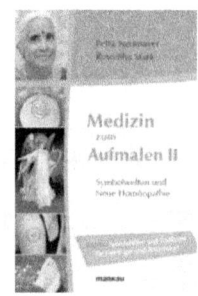

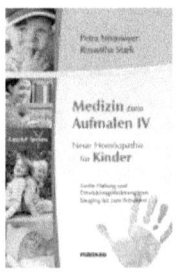

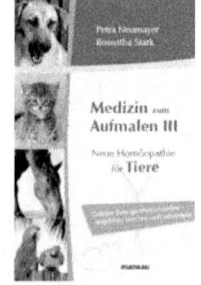

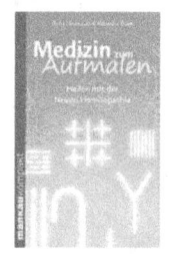

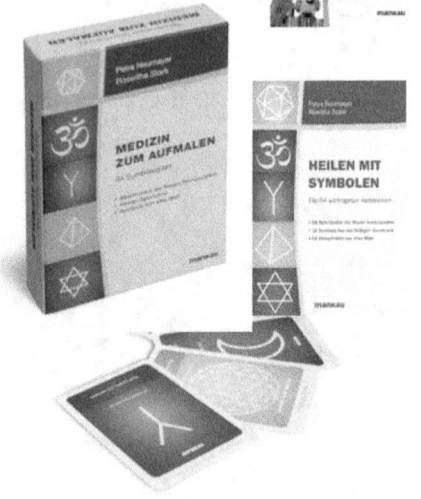

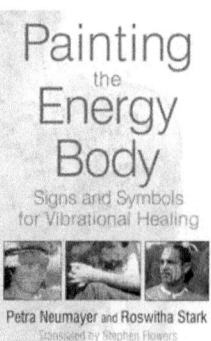

Weitere Bücher von
Petra Neumayer

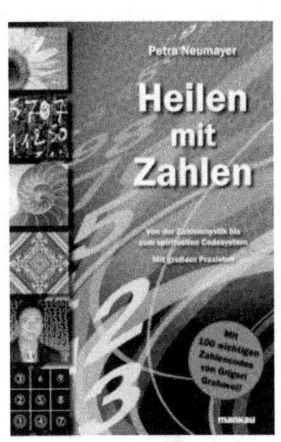

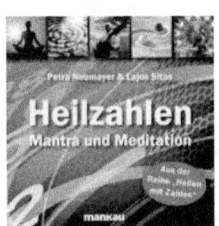

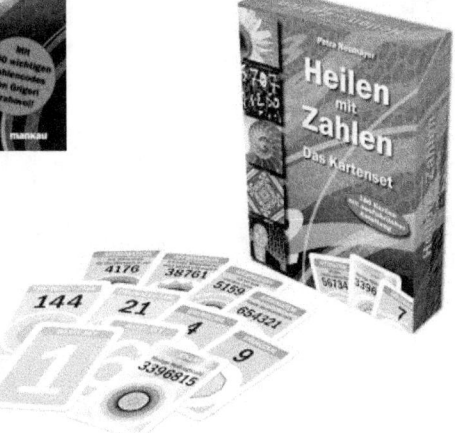

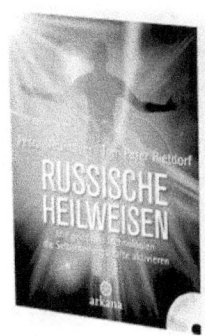